BEI GRIN MACHT SICH IHR WISSEN BEZAHLT

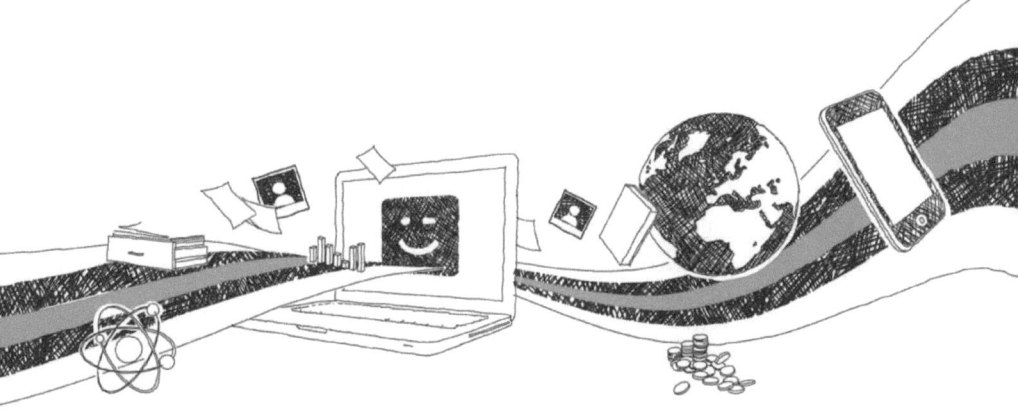

- Wir veröffentlichen Ihre Hausarbeit,
  Bachelor- und Masterarbeit

- Ihr eigenes eBook und Buch -
  weltweit in allen wichtigen Shops

- Verdienen Sie an jedem Verkauf

Jetzt bei www.GRIN.com hochladen
und kostenlos publizieren

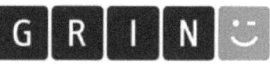

Bibliografische Information der Deutschen Nationalbibliothek:

Die Deutsche Bibliothek verzeichnet diese Publikation in der Deutschen National-
bibliografie; detaillierte bibliografische Daten sind im Internet über http://dnb.d-
nb.de/ abrufbar.

Impressum:

Copyright © 2018 GRIN Verlag
Druck und Bindung: Books on Demand GmbH, Norderstedt Germany
ISBN: 9783668647893

Dieses Buch bei GRIN:

https://www.grin.com/document/414256

Jan Sulik

Extremfall Solo-Obduktion. Notbehelf, Dauerlösung, Zukunftsmodell?

GRIN Verlag

GRIN - Your knowledge has value

Der GRIN Verlag publiziert seit 1998 wissenschaftliche Arbeiten von Studenten, Hochschullehrern und anderen Akademikern als eBook und gedrucktes Buch. Die Verlagswebsite www.grin.com ist die ideale Plattform zur Veröffentlichung von Hausarbeiten, Abschlussarbeiten, wissenschaftlichen Aufsätzen, Dissertationen und Fachbüchern.

Besuchen Sie uns im Internet:

http://www.grin.com/

http://www.facebook.com/grincom

http://www.twitter.com/grin_com

Extremfall Solo-Sektion

Notbehelf, Dauerlösung, Zukunftsmodell?

Jan Sulik

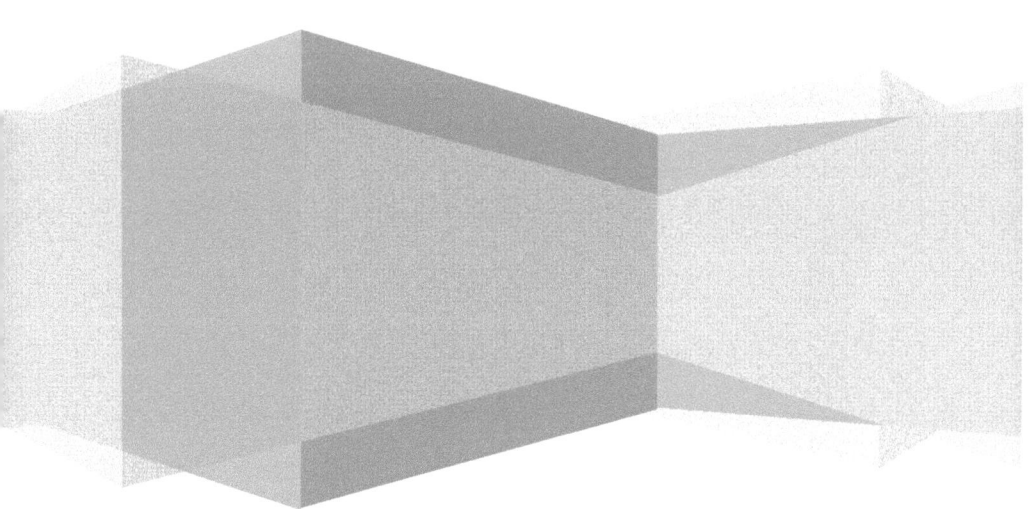

1. Einleitung: Das Dilemma der klinischen Obduktion 2

2. Bedingungen und Beweggründe der Solo-Obduktion...6

3. Belastungen und Herausforderungen 9

    3.1. physisch..9

    3.2. psychisch..10

    3.3. intellektuell..12

4. Vorteile 14

5. Nachteile..15

6. Sonstige Erkenntnisse...17

7. Zusammenfassung, Konsequenzen, Ausblick 21

8. Danksagung..24

9. Literaturverzeichnis..25

Extremfall Solo-Sektion: Notbehelf, Dauerlösung, Zukunftsmodell?

1. Einleitung: Das Dilemma der klinischen Obduktion

Der Begriff „Pathologie" ist im allgemeinen Sprachverständnis reduziert auf Verstorbene, Kühlfächer, Seziersaal und üble Gerüche, gelegentlich auch gleichgesetzt mit Rechtsmedizin. Dieses Pathologie-Bild entstand in der fernen Vergangenheit und trotzt, nicht zuletzt dank Film und Fernsehen, bisherigen Bemühungen um eine zeitgemäße Interpretation. Die Wiege des Fachgebiets Pathologie stand tatsächlich in den Leichenhäusern der Spitäler, genau dort, wo vor etwa 200 Jahren interessierte Ärzte begannen, systematisch Verstorbene zu untersuchen. Diese räumliche Verbindung hat Bestand bis in die Gegenwart. In deutschen Kliniken blieb seitdem die Leichenhalle traditionell dem Institut für Pathologie zugeordnet, obwohl die Pathologen, im Gegensatz zu früher, mittlerweile nur noch einen Bruchteil ihrer Arbeitszeit den Verstorbenen widmen. Es gibt (bisher) in Deutschland niemanden, der ihnen diese Aufgabe streitig macht.[1]

Die Durchführung von Sektionen spielt in diesem veralteten Pathologie-Bild eine zentrale Rolle. Sie prägen das Image vom Pathologen als „Leichenfledderer". Ärzte der Pathologie vermitteln dabei nicht selten den Eindruck, dieser Teil ihrer Arbeit sei ein historisch bedingtes, notwendiges Übel, sie definieren und präsentieren sich heutzutage primär als Tumordiagnostiker und Lotsen der Therapie.[2] Die historische Verbindung zu den Verstorbenen und die Bedeutung klinischer Obduktionen werden allenfalls am Rande erwähnt, stolz und ausführlich präsentiert werden dagegen hochspezielle Labormethoden, die selbst für Mediziner kaum noch nachzuvollziehen sind.[3] Die moderne Pathologie versteht sich selbst als dienstleistendes Querschnittsfach, das eine integrierende Funktion innerhalb des medizinischen Fächerkanons ausübt. Mittlerweile spielt sich Pathologie weit überwiegend im Labor und

---

[1] Dass es auch anders geht, lässt sich u.a. in Großbritannien beobachten. Das Leichenwesen wird dort überwiegend in „mortuaries" organisiert, in denen neben anderen auch Verstorbene aus Krankenhäusern verwahrt und ggf. obduziert werden.

[2] Vgl. N.N., Lotsen der Therapie. Der Spiegel, Hamburg 1997, S. 208-212. http://www.spiegel.de/spiegel/print/d-8811977.html, 23.03.2017

[3] Es wird empfohlen, unter diesem Gesichtspunkt einmal Pathologische Fachzeitschriften, Tagungsprogramme oder Internetseiten von Instituten und Praxen für Pathologie zu betrachten.

am Mikroskop ab, der ärztliche Nachwuchs entscheidet sich meist nicht wegen sondern trotz der Obduktionen für dieses Fach.

Die Zahl der Sektionen in Krankenhäusern ist in ganz Westeuropa seit Jahrzehnten rückläufig.[4] Gesellschaftspolitische (z.B. neue oder veränderte rechtliche Regelungen), mediale (sog. „Organskandale") aber auch medizinische Gründe spielten bei diesem Rückgang eine Rolle. Die wachsende Dominanz der diagnostischen Radiologie durch neue oder weiterentwickelte Verfahren (digitales Röntgen, CT, MRT etc.) bei sinkenden Kosten und auch Fortschritte in der Labormedizin verhalfen behandelnden Ärzten zu mehr Sicherheit bei der klinischen Diagnoseerstellung und erzeugten schließlich ein wachsendes „diagnostisches Allmachtsgefühl", welches die Obduktion scheinbar entbehrlich machte, weil sie keine neuen Erkenntnisse mehr zu versprechen schien.[5] Letztlich wurde mit der Einführung des DRG-Systems der Krankenhausvergütung in Deutschland Anfang der 2000er Jahre die klinische Obduktion auch wirtschaftlich in ein schlechtes Licht gerückt – ein kaum zu kompensierender Nachteil im ökonomisch geprägten Gesundheitssystem.

Der medizinisch-technische Entwicklungsfortschritt sorgte innerhalb des Fachgebietes Pathologie ebenfalls für neue diagnostische Möglichkeiten, Forschungs- und Betätigungsfelder. Folgerichtig wurden aus den anderen medizinischen Fachdisziplinen neue Fragestellungen und erhöhte Anforderungen bei der diagnostischen Beurteilung bioptischer Gewebeproben an die Pathologie herangetragen. Insgesamt nahm, bezogen auf das gesamte fachliche Aufgabenspektrum, der Anteil der bioptischen Begutachtungen deutlich zu, das Obduktionspensum im Gegenzug deutlich ab. Der einstige „Markenkern" wurde allmählich marginalisiert. Wenngleich die klinische Sektion auch und gerade in der modernen Medizin der Gegenwart wichtige Funktionen erfüllt [6], stagniert ihre Zahl seit Jahren an der Grenze zur Bedeutungslosigkeit, ein Zustand, der von Fachleuten ganz überwiegend beklagt wird.[7]

---

[4] Vgl. Bundesärztekammer (Hrsg.) Stellungnahme Autopsie -Langfassung-, 2005, S.9-10. (08.12.2017)

[5] Vgl. Petros, K., Wittekind, C. Die Obduktion – ein Verfahren der Medizingeschichte? Med Klin Intensivmed Notfmed 109 (2014) S.115-120, S.118

[6] Vgl. Sulik, J. Postmortale Klugschwätzerei oder final audit. Wem nützen Obduktionen im Krankenhaus? München, GRIN Verlag, 2016. http://www.grin.com/de/e-book/350850/postmortale-klugschwaetzerei-oder-final-audit-wem-nuetzen-obduktionen. 28.10.2017

[7] Vgl. z.B. Jütte, R. et al. Lässt sich der Trend sinkender Sektionsraten umkehren? Deutsches Ärzteblatt (113), Heft 46, 18. November 2016, S. A2094-A5

Die Durchführung der verbliebenen klinischen Obduktionen unterliegt Landesrecht. In den einschlägigen Landesgesetzen wird die Obduktion als ärztliche Tätigkeit definiert.[8] Im Krankenhausalltag obliegt das Obduzieren i.d.R. den jüngsten Assistenzärzten (unter fachärztlicher Aufsicht) am Beginn ihrer Weiterbildungszeit zum Facharzt für Pathologie. Schon vor knapp 30 Jahren wurde resümiert, "… daß die leitenden pathologischen Chefärzte entweder gar nicht mehr oder kaum noch am Obduktionsbetrieb teilnehmen und die Obduktionen weitgehend den Berufsanfängern überlassen werden … Paradoxerweise obduziert ein Pathologe um so weniger, je mehr Obduktionserfahrung er hat."[9] Zur Facharztprüfung muss der Kandidat ca. 150 – 200 selbst durchgeführte Obduktionen nachweisen.[10]

Nach verfügbaren Zahlen erwarben im Jahr 2013 in Deutschland 64 Mediziner die Anerkennung der Facharztbezeichnung „Pathologie", diese Zahl blieb in den Folgejahren relativ konstant.[11] Dafür müssten 2013 durch die Gruppe der Assistenzärzte der Pathologie rein rechnerisch zwischen 9600 und 12800 Obduktionen selbst durchgeführt worden sein. Nach einer Erhebung des Bundesverbandes Deutscher Pathologen wurden im gleichen Jahr in Deutschland insgesamt ca. 15000 klinische Sektionen durchgeführt (Tendenz fallend)[12], also nur etwas mehr, als zur fachärztlichen (Selbst-)Erhaltung der Pathologen-Population notwendig waren. Solche Zahlen scheinen die Aussage vom „historisch bedingten notwendigen Übel" zu bestätigen, denn ein offensiv praktizierter, aktiv vorangetriebener Sektionsbetrieb, eine selbstbewusste Obduktionspathologie im Interesse der lebenden Patienten als gleichberechtigter Teilbereich innerhalb des Fachgebiets Pathologie müsste sich in anderen Zahlen niederschlagen. Immerhin starben 2013 in Deutschland 893.825 Menschen[13], davon 417.290 im

---

[8] Vgl. z.B. für Berlin: Gesetz zur Regelung des Sektionswesens (Sektionsgesetz) vom 18.06.1996 (GVBl. S. 237), neugefasst durch Gesetz vom 24. 7. 2001 (GVBl. S. 302), zuletzt geändert durch Gesetz vom 15.10.2001 (GVBl. 540). http://gesetze.berlin.de/jportal/portal/t/10r9/page/bsbeprod.psml;jsessionid=1CF6F4992D45BED1AE1B8358C6EC7C32.jp26?pid. 15.04.2017

[9] Reichelt, A. The Final Audit. In: Abolz, H.-H. (Hrsg.) Argument Berlin, Sonderband, Band 14 von Jahrbuch für Kritische Medizin. Argument-Verlag GmbH 1989, S.138-147, S.146-47. http://www.med.uni-magdeburg.de/jkmg/wp-content/uploads/2013/03/JKM_Band14_Kapitel13_Reichelt.pdf. 22.03.2014

[10] Bundesärztekammer (Hrsg.) (Muster-)Logbuch über die Facharztweiterbildung Pathologie. Berlin 2011, S.4 und 5 http://www.bundesaerztekammer.de/downloads/MLogbuch-23-2-FA-Pathologie.pdf, 05.04.2017

[11] Bundesärztekammer (Hrsg.) Abbildungen und Tabellen zur Ärztestatistik der Bundesärztekammer zum 31.12.2015. Berlin 2016. http://www.bundesaerztekammer.de/fileadmin/user_upload/downloads/pdf-Ordner/Statistik2015/Stat15AbbTab.pdf. 15.04.2017

[12] Jütte, R. et al. (FN 2), S. A2098

[13] Statistisches Bundesamt (Hrsg.) Statistik der Sterbefälle https://www-genesis.destatis.de/genesis/online/data;jsessionid=71B79FC30A809D17577322B6221FC04F.tomcat_GO_1_2?operation=abruftabelleBearbeiten&levelinde x=1&levelid=1496861611977&auswahloperation=abruftabelleAuspraegungAuswaehlen&auswahlverzeichnis=ordnungsstruktur&auswahlziel=werteabruf& selectionname=12613-0002&auswahltext=&werteabruf=starten

4

Krankenhaus[14]. Die bundesweite klinische Sektionsrate betrug rein rechnerisch anhand der verfügbaren Zahlen also maximal 3,6 %. Auf dieser Datenbasis lässt sich weder eine belastbare Todesursachenstatistik erstellen noch die Qualität der alltäglichen medizinischen Behandlungsrealität sichtbar machen.

Den obduzierenden Ärzten stehen bei jeder Sektion speziell ausgebildete Assistenten zur Seite, nachfolgend Präparatoren genannt. Als Folge der dargestellten Entwicklungen hat für diese Berufsgruppe der Begriff „Pathologie" mittlerweile eine völlig eigene, andere Bedeutung, als für Pathologen. Von allen in der Fachdisziplin tätigen Assistenzberufen ist es inzwischen allein der Präparator[15], der den Seziersaal als Mittelpunkt und den Verstorbenen als Hauptgegenstand seiner Tätigkeit versteht. Demzufolge hat vor allem der Präparator ein existentielles Interesse an klinischen Obduktionen, wenn er nicht als Laborhilfskraft oder „Leichenpfleger"[16] sein berufliches Dasein fristen will - mit allen damit verbundenen Nachteilen: geringe professionelle Reputation, mangelnde Wertschätzung, bescheidene Vergütung etc. Präparatoren sollten demnach die überzeugtesten und überzeugendsten Fürsprecher der klinischen Sektion sein und **alles dafür tun**, Qualität und Anzahl der klinischen Obduktionen über die fachärztliche Selbsterhaltungsquote hinaus zu steigern.

Es bleibt festzuhalten, dass die klinische Sektion als ärztliche Tätigkeit definiert ist und die Zahl der tatsächlich durchgeführten Obduktionen auf niedrigem Niveau stagniert, aber (noch) einigermaßen für den Weg zum Facharzt ausreicht. Im scheinbaren Gegensatz dazu wird es in etlichen Instituten für Pathologie stillschweigend praktiziert, dass nicht Ärzte, sondern erfahrene Präparatoren den kompletten makroskopisch-praktischen Teil der Sektion eigenverantwortlich ausführen. Das muss grundsätzlich kein Nachteil sein, wenn der zuständige Präparator prinzipiell dazu bereit ist (alles dafür tut) sowie über die nötigen Fähigkeiten und Fertigkeiten verfügt. Unter den derzeitigen Rahmenbedingungen können in Deutschland ärztliche Aufgaben juristisch sauber an Medizinalfachberufe delegiert werden.[17] Im

---

[14] Statistisches Bundesamt (Hrsg.) Eckdaten der Krankenhauspatientinnen und –patienten.
https://www.destatis.de/DE/ZahlenFakten/GesellschaftStaat/Gesundheit/Krankenhaeuser/Tabellen/EntlassenePatientenEckdaten.html

[15] In dieser Arbeit wird auf die Nennung aller Geschlechter verzichtet, um den Text besser lesbar zu gestalten. Die männliche Form meint alle Geschlechter. Ich bitte dafür um Verständnis.

[16] Derlei Berufsbezeichnungen (auch „Sektionsgehilfe", „Pathologiepfleger" o.ä.) kursieren tatsächlich in Krankenhäusern. Sie sind als Teil des oben beschriebenen Bildes der Pathologie in der Öffentlichkeit historisch bedingt und veraltet, also Ausdruck von etabliertem Unwissen über die Aufgaben und Anforderungen der modernen Krankenhaus-Pathologie und wirken in diesem Kontext auf die Beschäftigten geringschätzig bis abwertend. Andererseits verdeutlichen solche Bezeichnungen eine oftmals fehlende Wahrnehmung und Sichtbarkeit von Pathologie im Krankenhaus generell.

[17] Vgl. z.B. Sulik, J. Der Pathologists' Assistant als Obduzent. Mögliches Vorbild für die Übertragung ärztlicher Aufgaben an Medizinalfachberufe in Deutschland. Hausarbeit DIPLOMA Hochschule Nordhessen, Berlin, 2014.
http://www.grin.com/de/e-book/268861/der-pathologists-assistant-als-obduzent-moegliches-vorbild-fuer-die-uebertragung. 15.04.2017

Gegensatz zur rechtsmedizinischen Obduktion darf ihr klinisches Gegenstück im Krankenhaus durchaus von einer einzelnen Person ausgeführt werden. Erste Erfahrungen deuten jedoch darauf hin, dass die Übertragung einer kompletten Autopsie auf eine einzelne Person mehr bedeutet, als die bloße Addition der bis dato ärztlichen Arbeitsschritte zu denen des Präparators. These: Die gesamte Sektionsprozedur sowie ihr Ergebnis scheinen modifiziert zu werden in Abhängigkeit von der Zeitdauer, der Art und Weise (Intensität) sowie der Perspektive, mit der die beteiligten Akteure sich ihr jeweils widmen.

2. Bedingungen und Beweggründe der Solo-Obduktion

Das Auflegen des (richtigen) Leichnams auf den Seziertisch, das Bereitstellen von Wasser, Licht, Instrumentarium und Schutzkleidung, das Verschließen des Körpers nach der Obduktion und das Reinigen des Sezierraumes waren von jeher Tätigkeiten, die nicht von Ärzten verrichtet wurden. Es waren immer schon Assistenten nötig, die die obduzierenden Akademiker von körperlich schweren oder zeitraubenden einfachen Tätigkeiten entlasteten. Um einen organisierten reibungslosen Sektionsbetrieb zu ermöglichen, mussten notwendige Strukturen, Methoden und Abläufe rund um die klinische Obduktion einst entwickelt werden, dabei spielten Diener[18] von Anfang an eine bedeutende Rolle. Überliefert ist der Ausspruch eines Prosektors[19], wonach es damals Assistenzärzte gab wie Sand am Meer – im Gegensatz zu guten Sektionsgehilfen. Die Obduktion stand im Zentrum des Fachgebiets Pathologie und mit ihr die Sektionsdiener, sie waren zugleich Mädchen für alles und Männer fürs Grobe. Durch sie wurde es überhaupt ermöglicht, dass in den Krankenhäusern eine große Zahl von Leichenöffnungen praktisch bewältigt werden konnte und die Ärzte sich dabei auf Befundung, Diagnose und wissenschaftliche Auswertung konzentrieren konnten.

Aus dem einstigen Sektionsdiener ist ein Medizinalfachberuf geworden. Das spezialisierte, komplexe Gesundheitssystem des 21. Jahrhunderts ist ohne Medizinalfachberufe völlig undenkbar. Die berufliche Qualifikation und die Kompetenzen des Präparators haben sich mit der Zeit und mit dem Fach Pathologie gewandelt und weiterentwickelt. Kein Vergleich mehr mit dem einstigen Diener. Sein Anteil an der Obduktion und damit an der Verantwortung für ihr Ergebnis ist deutlich gestiegen, wie Pathologen seit Jahrzehnten bestätigen. ("Die Zeiten sind vorbei, in denen ein Mann, der Obduzent, selbst alle ... Methoden durchführen konnte - heute ist er vielfach nur der Koordinator in den

---

[18] In vielen Seziersälen der USA heißen in dieser Tradition Sektionsassistenten übrigens auch heute noch „Diener".

[19] ärztlicher Leiter einer Prosektur = Sektionsabteilung eines Instituts für Pathologie

Bemühungen seiner Helfer, von dessen Ein- und Übersicht allerdings das meiste abhängt."[20] "Die Auffindung und Darstellung der krankhaften Veränderungen ist Sache der technischen Geschicklichkeit bzw. der Anwendung einer geeigneten Sektionsmethode, die Deutung ist Sache des fachlichen Wissens und der persönlichen Erfahrung."[21]) Im Gegensatz zu einst besitzen die wenigsten Ärzte heute noch die sektionstechnischen Kompetenzen, um beispielsweise ein Gehirn oder ein Rückenmark lege artis zu entnehmen (ganz zu schweigen von anspruchsvolleren Sektionstechniken) und niemand erwartet es mehr von ihnen.

Die klinische Obduktion ist demnach heute mehr denn je Teamwork. Nach eigenen Erfahrungen ist es gegenwärtig absolut unüblich, dass ein Arzt die komplette Obduktion ganz ohne Assistenz bestreitet, er wird praktisch immer durch einen Präparator unterstützt. Diese Kooperation ist u.a. dadurch gekennzeichnet, dass die Aufgabenverteilung zwischen Arzt und Präparator innerhalb einer vorgegebenen Spannbreite variiert, je nach Kenntnis- und Erfahrungsstand auf beiden Seiten. An einem Ende dieser Spanne ist der Präparator ein reiner Handlanger und Helfer, während der Arzt sämtliche sektionstechnischen Arbeitsschritte höchstpersönlich ausführt. Das gegenüberliegende **Extrem** bildet der Präparator, der den sektionstechnischen Teil der Obduktion selbständig ausführt und der Arzt sich auf die anschließende Befundung, Auswertung und Interpretation beschränkt.

In dem gegenwärtigen System der fachärztlichen Weiterbildung müssen Assistenzärzte in der Pathologie mit dem Erreichen der 150 – 200 geforderten Sektionen ihren Weiterbildungsschwerpunkt weg von der Obduktion hin zu den zahlreichen mikroskopischen Untersuchungsmethoden verlagern, die das spätere Dasein als Facharzt bei weitem dominieren.[22] Nicht umsonst gehört die Pathologie zu den Fachrichtungen mit den längsten Weiterbildungszeiten. Sektionen, so lehrreich sie bis zu diesem Zeitpunkt erschienen, werden im Weiteren von den Facharztaspiranten unverhohlen als zeitraubend oder lästig empfunden. Es versteht sich von selbst, dass ein Fundament von nur etwa 200 selbst ausgeführten Obduktionen nicht für den Expertenstatus genügt, den der Facharzt für Pathologie repräsentieren soll.[23] Chiari bemerkte schon 1907 (!): "Das alles lernt sich natürlich nicht in wenigen Wochen oder Monaten ... so daß erfahrungsgemäß auch bei großem Sektionsmateriale der eifrigste Assistent ... erst nach

---

[20] Hamperl, H. Leichenöffnung, Befund und Diagnose. Eine Einführung in den pathologisch-anatomischen Seziersaal und Demonstrationskurs. Springer-Verlag Berlin, Heidelberg, New York, 4. Auflage 1972, S.5

[21] Bankl, H. Arbeitsbuch Pathologie. Einführung in die Pathologie - Pathologisch-anatomisches Praktikum. Facultas Universitätsverlag Wien 1998, S. 31

[22] z.B. Histologie, Immunhistochemie, Molekularpathologie, Zytologie, Schnellschnitt-Diagnostik etc.

[23] Es sei hier an die weit verbreitete 10 Jahre – 10.000 Stunden – Regel erinnert.

längerer Zeit allen, bei den pathologisch-anatomischen Sektionen an ihn zu stellenden Anforderungen zu entsprechen vermag."[24] Nicht zuletzt zieht der Seziersaal die Ärzte kaum noch durch akademische Meriten an. Aus dem einstigen Hauptarbeitsgebiet wurde eine „wissenschaftliche Totwasserzone"[25], hier lässt sich kein wissenschaftliches Ansehen mehr erarbeiten. Ein Präparator hingegen mit jahrelanger Berufserfahrung und geschultem Blick, der die Obduktion als zentrales Element seiner beruflichen Tätigkeit und Kompetenz begreift, kann derzeitig als der eigentliche Experte in Sachen Sektionsmethode und -technik angesehen werden. Die komplette Leichenöffnung mit all den notwendigen Arbeitsschritten und Facetten ist ihm durch und durch vertraut, mit Ausnahme der aktiven Organ-Feinpräparation: Allerdings ist diese i.d.R. rasch eingeübt.

Hinzu kommt der allgegenwärtige ökonomische Druck im personalkostenintensiven Gesundheitswesen. Die ärztliche Arbeitszeit ist deutlich teurer als die eines Präparators. Die Obduktion ist derzeit ein finanzielles Verlustgeschäft, erst recht, wenn man die Einnahmen gegenüberstellt, die ein Arzt in der gleichen Zeit durch bioptische Diagnostik erwirtschaften kann. Aus betriebswirtschaftlicher Sicht hat ein Krankenhaus natürlich ein Interesse daran, dass eine Arbeitsaufgabe immer durch denjenigen erledigt wird, der sie bei geringstmöglicher Bezahlung gerade noch ausführen darf.

All die genannten Faktoren und Entwicklungen können, wenn die nötigen Voraussetzungen vorliegen, in letzter Konsequenz dazu führen, dass Assistenzärzte sich ab einem bestimmten Ausbildungsstand aus dem Seziersaal zurückziehen können, wenn ein entsprechend aus- und fortgebildeter, erfahrener, motivierter und vergleichsweise preiswerter Präparator die komplette Leichenöffnung eigenverantwortlich ausführt. Dieser Teil der klinischen Obduktion, also die im Seziersaal am Leichnam stattfindende, rein technisch-praktische Handlung nebst Protokollierung wird nachfolgend als Solo-Sektion bezeichnet. Die Solo-Sektion stellt, wie oben beschrieben, einen **Extrem**fall der Kooperation zwischen ärztlichem Obduzenten und assistierendem Präparator dar. Für den Solo-Sekanten besteht die Herausforderung (neben dem „alles dafür tun") in der Bewältigung der anspruchsvollen Kombination aus „grob- und feinmotorischen" Präparationsmethoden in Verbindung mit anatomischen, morphologischen und sektionstechnischen Fähigkeiten und Fertigkeiten, Konzentrations- und Merkfähigkeit, mündlicher und schriftlicher Kommunikation und Organisationstalent. Alles in allem eine reizvolle Aufgabe - und gleichzeitig eine nicht zu unterschätzende Belastung.

---

[24] Chiari, H. Pathologisch-anatomische Sektionstechnik. Zweite, verbesserte Auflage, Fischers Medicin. Buchhandlung H. Kornfeld, Berlin 1907, S.9

[25] Reichelt, A. (FN 9) S.142

3. Belastungen und Herausforderungen

Der medizinische Präparator wird wegen der geringen Sektionsquoten nicht selten mit der Frage konfrontiert, was er denn eigentlich den ganzen Tag mache, wenn keine Obduktion ansteht. Der bereits erwähnte ökonomische Druck, der in den Krankenhäusern herrscht, hat auch in den Instituten für Pathologie für knappe Stellenpläne und allgemeine Arbeitsverdichtung gesorgt. In den Organisationsstrukturen allerdings wird eine Solo-Sektion bislang nicht berücksichtigt. Schon ohne sie ist davon auszugehen, dass der (oft einzige) Präparator eines Instituts mit seinen herkömmlichen Arbeitsaufgaben heutzutage hinreichend ausgelastet ist, notfalls als Hilfskraft im Labor, wo es immer etwas zu tun gibt. Die zusätzlichen erhöhten Anforderungen, die eine Solo-Sektion an den Präparator stellt, müssen somit seinem üblichen, täglich zu bewältigendem Pensum hinzuaddiert werden, um erst dann in ihrer Gesamtwirkung angemessen beurteilt werden zu können. Die typischen Belastungen einer Solo-Sektion werden nachfolgend in drei Kategorien unterschieden: Physische, psychische und intellektuelle Herausforderungen.

3.1. physisch

Bereits eine Obduktion mit herkömmlicher Rollenverteilung stellt für beide Beteiligten eine körperlich anstrengende Tätigkeit dar, für den Präparator mehr noch als für den Arzt. Das klang in der Charakterisierung des Sektionsdieners bereits an. Offensichtlich wird diese Tatsache immer dann, wenn neue Assistenzärzte nach ihren ersten Sektionen regelmäßig über körperliche Beschwerden ob der ungewohnten Belastung klagen.

Der Präparator ist morgens der Erste und nachmittags der Letzte im Seziersaal, muss den Leichnam (pietätvoll) aus dem Kühlfach auf den Seziertisch und zurück transferieren, egal ob 50 oder 200 kg schwer, denn alles soll bereits vorbereitet sein, wenn der ärztliche Obduzent in den Saal kommt. Schweres Heben ist also genauso selbstverständlich wie stundenlanges Stehen oder Präparieren in körperlichen Zwangshaltungen. Auch die mehrfachen Wechsel zwischen grob- und feinmotorischen Arbeitsschritten, wie z.B. bei einer Entnahme des Rückenmarks von vorn, sind physisch anspruchsvoll. Zu berücksichtigen ist auch die selbstverständliche Pflicht zur Einhaltung der Hygiene- und Gesundheitsschutz-Vorschriften. Das stundenlange Arbeiten unter Schutzbrille, Handschuhen, Kunststoffschürze, mitunter Atemschutz, Ärmelschonern oder OP-Kittel ist für beide Akteure durchaus belastend, ebenso wie die jederzeit hohe Konzentration und körperliche Anspannung („Selbstzucht" [26]),

---

[26] Rössle, R. Sektionstechnik. Springer-Verlag Berlin, 5. Auflage 1943, S.2

die wegen der Verletzungsgefahr bei der Arbeit mit spitzen und scharfen Instrumenten und wegen des permanenten Infektionsrisikos zu keiner Zeit nachlassen darf.

Die Dauer einer Sektion variiert, ein üblicher Zeitrahmen von 2-3 Stunden für eine gründliche Durchführung durch zwei Personen simultan sind wohl als Minimum anzusehen. Jeweils deutlich verlängernd können für beide Akteure verschiedene Faktoren wirken: Umfang des Eingriffs, spezielle klinische Fragestellungen, unerwartete unvorhersehbare Befunde, Zusatzuntersuchungen außerhalb des Routineverfahrens, notwendige Bilddokumentation, konkret vorhandene Infektionsgefahr, Vorerkrankungen mit frischen oder älteren Operationen und Verwachsungszuständen, schwergradige Adipositas, Grad der beruflichen Erfahrung und des praktischen Geschicks, Durchführung einer Organdemonstration, Art und Qualität der vorhandenen Ausstattung etc. etc.

Abhängig von den individuell praktizierten Arbeitsschritten und Abläufen dauert eine Solo-Sektion demnach mindestens 4 Stunden, in der alltäglichen Praxis meist länger. Die sektionsimmanente physische Gesamtbelastung, die sich normalerweise auf zwei Protagonisten verteilt, konzentriert sich dabei auf einen Solo-Sekanten, für dessen Person folglich eine gewisse körperliche Robustheit vorausgesetzt werden muss.

3.2. psychisch

Von Außenstehenden werden die Obduktionstätigkeit allgemein sowie der Umgang mit Verstorbenen und ihren mitunter tragischen Krankheitsverläufen und Patientenschicksalen generell als psychisch belastend eingestuft. Darauf deuten z.B. die immer wieder an Obduzenten gestellten Fragen hin: „Wie hält man das aus? Stumpft man da nicht ab?" Reflektiert der Solo-Sekant einmal das eigene Tun, dann kommen die psychisch und psychosozial belastenden Aspekte dieser extremen Variante der Sektion durchaus ins Bewusstsein.

An oberster Stelle steht dabei wohl der **Zeitdruck**, der den gesamten Arbeitsprozess überschattet. Der Zeitrahmen für die normal-aufwendige Solo-Sektion (ohne präparatortypische Vor- und Nacharbeiten) ist realistisch mit 4-5 Stunden anzusetzen, vorausgesetzt, der Solo-Sekant wird dabei nicht unterbrochen durch parallel anfallende und nicht delegierbare Aufgaben (siehe auch 3. und 3.1). Unterbrechungen sind in der Praxis jedoch die Regel. Das Ergebnis jeder Sektion wird durch echten oder vermeintlichen Zeitmangel potentiell beeinflusst. Am Ende sind allerdings immer die Resultate der Obduktion entscheidend, nicht ihre Dauer. Schon Albrecht bemerkte dazu, dass „ jede Sektion ... so ausgeführt werden [muss], als ob der Sekant in seinem Leben keine weitere Handlung mehr beabsichtige." [27] Wobei Rössle einschränkte, dass „ … der Tag von 24 Stunden auf der anderen Seite eben an den Sekanten meist noch mehr Forderungen [stellt]." [28]

Zeitdruck sorgt für einen grundsätzlich erhöhten Stresspegel und wirkt sich auf viele Aspekte der Obduktion aus: Welche präparatorische Akribie ist in dem vorgegebenen Zeitrahmen sinnvoll und vertretbar, um die Befunde möglichst optimal darzustellen? Im Zweifel wird der schnelleren Sektionsmethode der Vorzug vor der anschaulicheren gegeben. Hat dies u.U. Auswirkungen auf das Obduktionsergebnis? Hätte eine (zeit-)aufwendigere, umfangreichere Präparation auch tiefergehende Erkenntnisse erbracht, welche möglicherweise die Ergebnisse der Sektion verändert hätten? Ist eine lehrreiche und zweckmäßige aber zeitaufwendige Fotodokumentation nötig? Ohne Assistenz ist hygienisch einwandfreie, qualitativ hochwertige und ästhetisch akzeptable Fotografie am Seziertisch ein mühsames Unterfangen. Muss eine klinisch-pathologische Fallbesprechung eingeplant werden und falls ja, zu welcher Uhrzeit ist der Kliniker abkömmlich? Bis wann muss also ggf. die Obduktion beendet sein? Die Obduktion schwebt ja nicht über den Dingen, sondern muss sich in den Arbeitsrhythmus des Krankenhauses einfügen.

Neben dem Zeitdruck bildet das **Auf-sich-gestellt-Sein** einen anderen psychisch-belastenden Aspekt der Solo-Sektion. Eine üblicherweise in Teamwork bewältigte Aufgabe muss nunmehr von einem einzelnen Akteur verantwortet werden, auch wenn ein Arzt jederzeit hinzugezogen werden kann und gelegentlich auch muss. Auf dem Solo-Sekanten lastet das Bewusstsein um die alleinige Verantwortung für die Aussagekraft und das Ergebnis der Obduktion. Nichts darf vergessen, nichts übersehen, rechts und links nicht verwechselt und kein Befund zerschnitten werden. Jede Rückfrage zur Absicherung kostet Zeit, die ja gerade auf ärztlicher Seite eingespart werden soll. Während der Sektionsprozedur entfällt der sonst übliche fachliche Austausch zwischen Arzt und Präparator, der bisweilen den weiteren Gang der Sektion beeinflusst, zugunsten einer abschließenden konzentrierten Fallübergabe. Erst dann kommt das Vier-Augen-Prinzip zum Tragen. Der delegierende Arzt erwartet vollständig und möglichst übersichtlich präparierte Organsysteme mit nachvollziehbaren, demonstrablen Befunden, unbehelligt von evtl. aufgetretenen präparatorischen Herausforderungen. Ein Solo-Sekant muss in seinem Tun sehr gut, erfahren und sicher sein, aber auch seine Grenzen kennen, um sowohl dem Druck der Verantwortung als

[27] Albrecht, E. Sektionsordnung. Frankf. Zeitschr. f. Path. 3 (1909) zit. in Rössle, R. Technik der Obduktion mit Einschluß der Maßmethoden an Leichenorganen. In: Abderhalden, E. (Hrsg.) Handbuch der biologischen Arbeitsmethoden, Abt. VIII: Methoden der experimentellen morphologischen Forschung Teil 1 (Zweite Hälfte), Verlag Urban & Schwarzenberg Berlin Wien 1935, S.1093-1246, S.1095

[28] Rössle, R. ebenda

auch der ärztlichen Erwartungshaltung und nicht zuletzt den Ansprüchen an sich selbst dauerhaft standzuhalten. Eine stabile, gereifte Psyche, die auf einem Schatz gesammelter beruflicher Erfahrung fußt, ist dafür notwendige Voraussetzung. Für den Präparator bedeutet der Rollenwechsel zugleich eine Wende im beruflichen Selbstverständnis, gehört er doch traditionell einer „dienenden", assistierenden Profession an, die ärztliche Anweisungen entgegennimmt und ausführt. Als Solo-Sekant soll er nun selbst fachliche Entscheidungen treffen, begründen und verantworten. Für eine solche Wende bedarf es einer festen, gewachsenen Persönlichkeit; ist sie erst einmal innerlich vollzogen, dann gelangt der Präparator auf ein neues, höheres fachliches Niveau, wird vom „Befehlsempfänger" zum Partner auf Augenhöhe im Seziersaal, zum aktiven Mitgestalter der klinischen Obduktion.

3.3. intellektuell

Zu den Kennzeichen der herkömmlichen Zusammenarbeit bei der klinischen Obduktion zählt die geistige Arbeitsteilung. Der ärztliche Obduzent verantwortet die medizinisch-fachlichen Aspekte der Sektion (klinische Vorgeschichte, (Foto-)Dokumentation, Organpräparation und -demonstration, Protokollierung, Histologie, Sektionsbericht), der Präparator ihre organisatorischen und technisch-praktischen Seiten (Papierkram, Seziersaal-Organisation, allgemeine Assistenz, Organentnahme). Als Solo-Sekant muss der Präparator dazu bereit, aber auch intellektuell in der Lage sein, große Teile der medizinisch-fachlichen Aspekte nicht bloß zu übernehmen, sondern den extremen Bedingungen der Solo-Sektion anzupassen. Denn anders als der ärztliche Obduzent hat der Präparator als Solo-Sekant keinen Assistenten an seiner Seite, der ihm bei Bedarf dritte (und vierte) Hand, Protokollant, Fotograf oder Telefonist sein kann. Es sei daran erinnert, dass alle „sauberen" Tätigkeiten (Notizen anfertigen, saubere Utensilien reichen, telefonieren, fotografieren etc.) immer ohne Handschuhe und Ärmel ausgeführt werden müssen. Bevor sich also der Solo-Sekant während einer Sektion zeitaufwendig die Handschuhe auszieht und die Hände vorschriftsmäßig desinfiziert, wird er eher versuchen, saubere Arbeitsschritte möglichst zu minimieren oder zusammenzufassen. Dies bedeutet im Zweifel, sich nicht erst telefonisch rückzuversichern sondern selbständig zu entscheiden, nicht jede Einzelheit unmittelbar zu protokollieren sondern später im Zusammenhang aus dem Gedächtnis oder etwa nur bei wirklich eindrucksvollen, beweisenden, unwiederbringlichen Befunden sofort zu fotografieren.

Angesichts solcher und weiterer praktischen und intellektuellen Herausforderungen sieht sich der differenzierte Solo-Sekant früher oder später dazu gezwungen, die konventionelle Sektionsprozedur kritisch zu analysieren, Althergebrachtes zu hinterfragen, praktische Schlüsse daraus zu ziehen und diese im Seziersaal umzusetzen. Sich diesen Prozess und seine eigene Rolle darin bewusst zu machen, verlangt geistige und metakognitive Mindestkompetenzen. Dieser Herausforderung muss der Solo-Sekant sich jedoch gewachsen zeigen, wenn er die komplette Sektionsprozedur aktiv und eigenverantwortlich beherrschen und steuern können will. Handelt er hingegen ausschließlich defensiv-schematisch innerhalb eines ihm vorgegebenen Ablauf-Korsetts, dann wird sich langfristig gesehen die Solo-Sektion für alle Beteiligten als nicht sinnvoll erweisen. Nennenswerte Weiterentwicklung und Qualitätszuwachs bleiben aus, der zeitliche Rahmen des normalen Arbeitstages sowie der arbeitsorganisatorischen Gesamtaufwand werden regelmäßig gesprengt und dem Institut wird mithin kein Vorteil verschafft.

Die Übernahme der medizinisch-fachlichen Aspekte durch den Solo-Sekanten verändert somit beinahe zwingend einerseits die Herangehensweise an die Sektionsprozedur, andererseits auch Details der technischen Abläufe, verglichen mit der Zwei-Personen-Variante. Es hat sich beispielsweise bewährt, wenn möglich schon am Tag vor der eigentlichen Sektion die klinische Vorgeschichte des Verstorbenen zu studieren und die äußere Besichtigung vorzunehmen, um so Zeit zu gewinnen, sich in den Casus hineindenken zu können, mögliche Präparationstechniken und –varianten abzuwägen und den zu erwartenden (zeitlichen) Gesamtaufwand einzuschätzen. Bereits in dieser Phase der Obduktion wie auch während der eigentlichen Solo-Sektion werden Clinical-Reasoning-Fertigkeiten ebenso benötigt wie die Fähigkeit, längere Zeit am Stück auch unter physisch schwierigen Bedingungen (s. 3.1) voll konzentriert zu arbeiten bzw. nach üblichen unvermeidlichen Unterbrechungen die Konzentration wieder aufzunehmen. Von Vorteil bei der Komprimierung der sauberen Tätigkeiten im o.g. Sinne sind auch ein fotografisches Kurzzeitgedächtnis mit großem Speicherplatz und eine gute Merk- und Ausdrucksfähigkeit.

Außerdem sollten anatomische Kenntnisse, präparatorische Fertigkeiten und langjährige Sektionserfahrung bei einem Solo-Sekanten letztlich in die Fähigkeit zum „selbsterklärenden Präparieren" münden. Die fertig präparierten Organe sollten allein dank der gewählten Sektionsmethode und des handwerklichen Könnens des Präparators die pathologischen Befunde derart klar darbieten, dass sich der Arzt im Nachhinein notfalls ohne Anwesenheit des Solo-Sekanten selbständig den Fall erschließen kann.

Und nicht zuletzt sollte der Solo-Sekant ständig offen dafür sein, Neues auszuprobieren, stets hinzuzulernen und fachfremde Anregungen aufzugreifen, von denen die Sektionsprozedur im

Allgemeinen und die Solo-Sektion im Besonderen profitieren könnte. Auch auf diesem Gebiet gilt: „…
prüfet aber alles, und das Gute behaltet." [29]

4. Vorteile

Es wurde bisher gezeigt, welche äußeren Rahmenbedingungen und inneren personalen Beweggründe
eine Solo-Sektion erst ermöglichen und dass diese für den Solo-Sekanten mit enormen zusätzlichen
Belastungen verbunden ist. Dennoch bietet die derart veränderte Sektionsprozedur für unterschiedliche
Gruppen einige Vorteile.

Die klinische Obduktion insgesamt ist aus mehreren Gründen kaum standardisierbar.[30] In jedem
Krankenhaus / Institut für Pathologie haben sich Eigenheiten und Abwandlungen entwickelt, die den
örtlichen Gegebenheiten und Traditionen Rechnung tragen. Die ununterbrochene konsequente
Weiterentwicklung und Anpassung der Prozedur durch einen Solo-Sekanten an die sich ebenfalls
ändernden örtlichen Bedingungen bringt im Idealfall jederzeit das im Moment bestmögliche
Sektionsergebnis hervor. Ungestört und unmittelbar kann der Solo-Sekant seine eigenen
präparationstechnischen, hygienischen und ethischen **Standards** setzen, erfüllen und weiterentwickeln.
Wenn sich gegebene Rahmenbedingungen und/oder gestellte Anforderungen verändern, können
Arbeitsabläufe sofort angepasst und Präparationsmethoden optimiert werden, und zwar permanent, im
laufenden Betrieb und ohne umfangreiche Absprachen.[31] Voraussetzung dafür ist allerdings, dass die
Ergebnisqualität der stundenlangen Tätigkeit stets einer kritischen Prosektor-Kontrolle standhält, was
bei zu erwartendem eigenem Anspruch des Solo-Sekanten („Berufsehre", „alles dafür tun") jedoch eine
Selbstverständlichkeit sein sollte.

Das klassische Obduktionssetting mit zwei Akteuren unterwirft die Prozess- und Ergebnis-**Qualität**
einer schwankenden Lernkurve. Das Ausgangsniveau bei einem unerfahrenen Assistenzarzt ist
naturgemäß gering, auch unter fachärztlicher Aufsicht. Die Sektionsqualität steigt dann mit
zunehmender Erfahrung an, um mit dem Wechsel zum nächstfolgenden Ausbildungsassistenten wieder
zu fallen. Bei der Solo-Sektion i.S. einer dauerhaften Institution steigt die Qualitätskurve zunächst
kontinuierlich an, um sich idealiter langfristig auf hohem Niveau zu stabilisieren. Die Energie und die

---

[29] 1.Thessalonicher 5:21

[30] Vgl. Sulik, J. Das Herz als Schlüsselorgan der klinischen Obduktion. Sektionstechniken im Wandel der Zeit, 2014, München, GRIN Verlag, S.12-14
http://www.grin.com/de/e-book/335393/das-herz-als-schluesselorgan-der-klinischen-obduktion-sektionstechniken. 21.10.2017

[31] „Je kleiner eine Einheit, desto flexibler kann sie … agieren." Fleisch, E. Das Netzwerkunternehmen. Springer-Verlag, 2001, S.32

Zeit, die in die sektionstechnische Unterweisung immer neuer Assistenzärzte investiert werden müssen, fließen nunmehr direkt in die Sektionsprozedur und in die Expertise des Solo-Sekanten. Davon profitieren die Sektionsergebnisse, somit die behandelnden Kliniker und mit ihnen künftige Patienten.

Ein **wirtschaftlicher Vorteil** für das Krankenhaus ergibt sich aus der Tatsache, dass die Arbeitsstunde eines Präparators (der ja wie oben gezeigt i.d.R. der Solo-Sekant ist) preisgünstiger ist als die eines ärztlichen Obduzenten. Der Präparator bietet dem Arbeitgeber als Solo-Sekant also einen größeren ökonomischen Nutzen bei gleichzeitig höherem fachlichem Niveau als üblich.

Die Solo-Sektion verschafft dem für die Obduktion verantwortlichen Arzt Zeit für andere Aufgaben. Wenn der Arzt einen Teil dieser gewonnenen Zeit dazu nutzt, sich akribisch in den Fall einzulesen, mit gezielten Fragen und Hinweisen den Gang der Sektion zu lenken sowie bei der Fallübernahme selbst gut vorbereitet die präparierten Organe systematisch zu durchmustern, dann kann sich der **Zeitgewinn** positiv auf die Qualität der Obduktion auswirken. Wurde der Sektionsfall erst einmal tief durchdrungen, kann der Arzt den Sektionsbericht unverzüglich fertigstellen, anstatt sich Wochen später ein zweites Mal in den Casus hineindenken zu müssen. Der **Qualitätsgewinn** lässt sich so im Nachhinein in einen weiteren Zeitgewinn ummünzen.

5. Nachteile

Schon bei der Beschreibung der zusätzlichen Belastungen eines Solo-Sekanten (siehe 3.) werden Nachteile erkennbar. An erster Stelle ist die zeitliche Belastung anzuführen. **Zeitdruck** erhöht ganz allgemein den Stresspegel, führt zu verengter Wahrnehmung und erhöhter Fehlerquote. Wenn für die bloße Solo-Sektion 4-5 Stunden kalkuliert werden müssen, welche wie oben beschrieben durch verschiedene Faktoren sich rasch verlängern können, dann ist allein durch die notwendigen Vor- und Nachbereitungen und die Dokumentationspflichten einer Obduktion leicht die 8-Stunden-Grenze eines Arbeitstages erreicht und überschritten, erst recht, wenn die herkömmlichen alltäglichen Präparator-Tätigkeiten hinzugerechnet werden, die ja (nebenher) auch weiterhin erledigt werden müssen. Vulgo: Eine Solosektion ist für den Präparator i.d.R. mit Überstunden verbunden. Da allen Beteiligten dies unterschwellig bewusst ist, liegt eine Gefahr im unbewussten oder gar vorsätzlichen Verzicht auf aufwendige Sektionstechniken oder vermeintlich unwichtige Bestandteile einer vollständigen Obduktion (mikrobiologische Probenentnahme, Zytologie, Schnellschnitt, Organdemonstration), um Zeit zu sparen. Wegen der verlängerten Präparationsdauer kann es auch passieren, dass das Zeitfenster des Klinikers für die Organdemonstration nicht eingehalten werden kann. Der fertige Sektionsbericht basiert in solchen

Fällen lediglich auf der Einschätzung des Pathologen und den ihm zugänglichen, dokumentierten klinischen Vorinformationen. Erkenntnisse, die sich erst aus dem Dialog zwischen Kliniker und Pathologen ergeben und die nicht selten einen entscheidenden Anteil am Ergebnis und am Gewinn einer klinischen Obduktion ausmachen, fließen dann in den Bericht nicht ein. Interessierten Zuschauern, die es an größeren Krankenhäusern immer gibt (Studenten, medizinisches Personal, Auszubildende), kann die Teilnahme an einer Solo-Sektion unter solch extremen Bedingungen selbstverständlich nicht zugemutet werden, Lehrsektionen müssen der klassischen Arbeitsteilung vorbehalten bleiben.

Neben der Zeitnot wirken sich **Unterbrechungen** im Arbeitsprozess negativ auf den Ablauf und das Obduktionsergebnis aus. Wird der Präparator während der Solo-Sektion (womöglich mehrfach) durch andere Aufgaben unterbrochen (z.B. Hinterbliebenengespräche, Telefonanrufe, Übergabe von Verstorbenen an Bestatter etc.), dann geht der durchgängige Fokus auf den Sektionsprozess verloren. Andere Sachverhalte und Fragestellungen beanspruchen zwischenzeitlich die Aufmerksamkeit. Die Konzentration muss anschließend (u.U. mehrfach) erneut aufgebaut und die bis dahin abgespeicherten Fakten rekapituliert werden. Der Solo-Sekant wird so der Chance beraubt, in den Zustand des „Flow" zu kommen[32], welcher unter den Bedingungen des Alleinobduzierens ein optimales Ergebnis hervorbrächte. Ein solches soll bei der herkömmlichen Obduktion durch den unmittelbaren situativen fachlichen Dialog zwischen dem ärztlichen Obduzenten und dem Präparator erzielt werden. Das Konzept der Solo-Sektion schränkt solcherart Dialog (Befund – fachliche Diskussion – Entscheidung über das weitere Vorgehen) jedoch von vornherein stark ein, wie bereits erläutert wurde.

Fotos zur Dokumentation pathologischer Befunde und zur optischen Bereicherung des Sektionsberichts sind heutzutage wünschenswert, auch deshalb, weil sie so gut wie keine Kosten mehr verursachen und nicht mehr an die Person eines hauptamtlichen Fotografen gebunden sind. Im Rahmen einer Solo-Sektion wird hingegen **selten fotografiert**. Wie bereits erwähnt (3.2) ist Fotografie am Seziertisch trotz aller technischen Vereinfachungen der Gegenwart aus hygienischen, ästhetischen und praktischen Gründen nach wie vor eine recht aufwendige Angelegenheit und wird darum vom Solo-Sekanten möglichst sparsam angewendet. Dabei wären anschauliche Fotos gerade bei der Solo-Sektion gut dazu geeignet, ihr Aussehen rasch verändernde Befunde im frischen Zustand festzuhalten oder durch die nachfolgende Präparation zerstört werdende Ausgangszustände vorher beweisend zu dokumentieren, sowohl für den ärztlichen Obduzenten als auch zur Demonstration für die Kliniker.

---

[32] „…Zustand des reflexionsfreien gänzlichen Aufgehens in einer glatt laufenden Tätigkeit, die als angenehm erlebt wird und zu Zufriedenheit und freudvollem Erleben führt.". Stangl, W. (2017). Stichwort: 'Flow'. Online Lexikon für Psychologie und Pädagogik. http://lexikon.stangl.eu/303/flow/ (2017-10-31)

Einen weiteren Nachteil der Solo-Sektion birgt die Rolle des Solo-Sekanten als alleinigem „Herren" über die Prozedur. Der Pathologe Arnold Heller (1840 - 1913) mahnte schon 1903, während der Blütezeit der klinischen Obduktion, dass "... in gar nicht seltenen Fällen ... es auch bei sorgfältigster vorhergehender Prüfung der Eingeweide ... unmöglich [ist] vorauszusehen, welche oft wichtigen verborgenen Veränderungen bevorstehen."[33] Mit wachsender Erfahrung neigt der eine oder andere Obduzent womöglich zu **Selbstüberschätzung** seines fachlichen Könnens, seiner Expertise, seiner Fähigkeiten in der Befunderkennung in der Überzeugung, so ziemlich jede Organveränderung schon einmal gesehen zu haben.[34] Das kann unter dem Zeitdruck der Solo-Sektion dazu führen, dass in bestimmten Situationen die eigene Bequemlichkeit die Oberhand gewinnt, dass die Versuchung siegt, präparationstechnische Abkürzungen zu gehen, vermeintliche Vereinfachungen zu wählen oder fachliche Mindeststandards zu unterlaufen. Dagegen helfen sowohl Selbstdisziplin und ständige (Selbst-)Reflexion durch den Solo-Sekanten als auch Kontrolle, Austausch und Feedback durch den ärztlichen Obduzenten und den Prosektor. Kontrolle soll in diesem Kontext nicht mit negativem „Nachschnüffeln" nach Fehlern oder Versäumnissen gleichgesetzt, sondern als positives, aktiv-zugewandtes, fachliches Auseinandersetzen mit den fertig präparierten Organen (z.B. im Rahmen der Fallvorstellung) verstanden werden. Dem Solo-Sekanten sollten dadurch Verbesserungspotentiale aufgezeigt, Wertschätzung bezeugt und insgesamt langfristig die Qualität der klinischen Obduktion angehoben bzw. auf hohem Niveau gehalten werden.

6. Sonstige Erkenntnisse

Nachfolgend einige Erkenntnisse und Gedanken, die der Autor als Solo-Sekant im Laufe der Jahre angesammelt hat, und die sich einer eindeutigen Bewertung als Vor- oder Nachteil in gewisser Weise entziehen.

Die Beschäftigung mit der Solo-Sektion zeigt, dass sich die Beteiligten mit unterschiedlichen Sicht- und Herangehensweisen an die klinische Obduktion annähern, unabhängig davon, ob es sich um eine Solo-Sektion oder eine Obduktion mit herkömmlicher Aufgabenverteilung handelt. Das Denken des obduzierenden Arztes wird von vorrangig medizinisch-fachlichen Problemen beherrscht: Welche

---

[33] Heller, A. Über die Notwendigkeit, die übliche Sektionstechnik zu ändern. In: Schmorl, G. (Hrsg.) Verhandlungen der Deutschen Pathologischen Gesellschaft. Sechste Tagung; gehalten in Kassel vom 21.- 25. September 1903, Jena, Verlag von Gustav Fischer 1904. https://archive.org/stream/verhandlungende00gesegoog/verhandlungende00gesegoog_djvu.txt. 18.11.2017

[34] „Man sieht nur, was man weiß. Eigentlich: Man erblickt nur, was man schon weiß und versteht". https://gutezitate.com/zitat/183167 v. Goethe, J.W. Quelle: an Friedrich von Müller, 24. April 1819 (Vergl. auch Was man weiß, sieht man erst! - aus: Schriften zur Kunst, Propyläen, Einleitung, zitiert nach: Gedenkausgabe der Werke, Briefe und Gespräche, Zürich und Stuttgart 1948 ff, Bd. 13, S. 142)

klinischen Fragestellungen stehen im Vordergrund? Wie vollständig ist die Vorgeschichte dokumentiert? Wird meine übliche Standard-Sektionstechnik genügen oder sind (zeitraubende) Abweichungen zu erwarten? Wie lange wird die Sektion insgesamt wohl dauern und was habe ich heute außerdem zu erledigen? Passen meine erhobenen Befunde zur klinischen Vorgeschichte? Was kann die Histologie in diesem Fall beitragen oder klären?

Eine wichtige Rolle spielt für den ärztlichen Obduzenten die Aufdeckung der (möglichst eindeutigen) Todesursache oder zumindest das Vorweisen augenfälliger Befunde, die ihm im Dialog mit dem Kliniker eine starke Position verschaffen. Ohne handfeste Krankheitsdiagnosen und ohne greifbare Todesursache besteht die „Gefahr", dass sich ein Sektionsfall aufwendig und arbeitsintensiv gestaltet.

Der Präparator definiert seine Rolle innerhalb der Obduktionsprozedur hauptsächlich über sein präparationstechnisches Können, ihm ist in der heutigen Zeit die Rolle als Gralshüter der Sektionskunst zugewachsen. Für ihn stehen handwerkliches Geschick und das Wissen um die existierende sektionstechnische Vielfalt im Vordergrund. Einem Sektionsfall nähert er sich zuerst unter dem Blickwinkel der auf ihn zukommenden anatomischen, präparatorischen, hygienischen und praktischen Herausforderungen. Seine Bemühungen haben das Ziel, die Art der Organentnahme und –präparation danach auszurichten, am Ende möglichst anschaulich präparierte Organe vorzuweisen, die dem Kliniker optimal demonstrable Krankheitsbefunde darbieten. Vom obduzierenden Arzt erwartet er klare Anweisungen und bemüht sich darum, ihn mit praktischen oder organisatorischen Problemen nicht zu behelligen und die Obduktion möglichst zügig und sauber zu absolvieren.

Falls sein Sinn für Ethik und Ästhetik ausgeprägt ist, sind für den Präparator auch Ordnung und Reinlichkeit während der Sektion wichtig, ebenso wie der einwandfreie kosmetische Zustand des Verstorbenen am Ende der Obduktion. Sein beruflicher Ehrgeiz zeigt sich beispielsweise dann, wenn es darum geht, in zunächst kosmetisch problematischen Fällen eine Aufbahrung des Verstorbenen im offenen Sarg durch eine Obduktion doch noch zu ermöglichen.Mit medizinischen Fragen nach Todesursache, Kausalketten, diagnostischen Bewertungen oder gar Histologie befasst sich der Präparator auch als Solo-Sekant allenfalls sekundär, da er sich nicht dem fachlichen Dialog mit dem Kliniker stellen muss und auch nicht den bewertenden Sektionsbericht, sondern bloß das rein beschreibende Protokoll verfasst.

Resultierend aus diesen unterschiedlichen Herangehensweisen verändern sich sowohl die Art und Weise der Organentnahme und –präparation als auch die Erstellung des Sektionsprotokolls, wenn ein

Präparator als Solo-Sekant tätig wird. Bei der konventionellen Obduktion kann der Arzt den Präparator bei der Organentnahme nach seinen Vorstellungen beeinflussen, indem er z.b. aufgrund klinischer Vorinformationen oder wegen unerwarteter Situs-Befunde eine bestimmte Vorgehensweise anordnet.

Mit zunehmender Vertrautheit in die Obduktion entwickeln die meisten ärztlichen Obduzenten zudem Vorlieben für bestimmte Organentnahme-Verfahren, meist im Geist einer sich einstellenden Routine und Bequemlichkeit, so dass schon während des Entnahmevorgangs möglichst viel auseinandergetrennt bzw. vorpräpariert werden soll (z.b. vorzeitiges Abtrennen des Herzens vom Thoraxpaket, Präparation der Gallengänge oder der Nebennieren in situ, Trennen der Urogenitalorgane von den großen Blutgefäßen etc.), nicht selten ungeachtet individueller Besonderheiten des Sektionsfalls. Eine solche „Gefälligkeitspräparation" steht jedoch einem optimalen Sektionsergebnis im Weg, welches immer auf einer an die Besonderheiten des Einzelfalls angepassten Sektionstechnik beruht. Die Herausforderung an den Präparator besteht ja genau darin, aus der Vielfalt der existierenden Sektionsmethoden (die er natürlich beherrschen muss) die jeweils optimale anzuwenden, diese Fähigkeit rechtfertigt zu einem Großteil überhaupt seinen Einsatz als Solo-Sekant. Er wird also bemüht sein, eine immer gleiche, schematische Art der Organentnahme und –präparation tunlichst zu vermeiden und überhaupt wenig in situ zu präparieren, sondern stattdessen die Organe grundsätzlich in großen Zusammenhängen zu entnehmen, um sie außerhalb des Körpers unter guten Platz-, Sicht- und Lichtverhältnissen zu untersuchen.

Das praktische, demonstrative Anwenden der vielen beherrschten Sektionsmethoden untermauert die fachliche Reputation des Präparators in der Rolle als Solo-Sekant. Seine berufliche Höherentwicklung gipfelt schließlich in der bereits geschilderten Fähigkeit zum selbsterklärenden, fallangepassten Präparieren, frei von jeder schablonenhaften Sektionsmethode.

Die Delegation ärztlicher Aufgaben an Medizinalfachberufe soll dem delegierenden Arzt Zeit für andere, nicht delegierbare ärztliche Tätigkeiten verschaffen. Sie basiert im Seziersaal neben ihren Grundvoraussetzungen[35] auf mindestens zwei weiteren Prämissen:

1. Der Arzt kann jederzeit hinzugezogen werden. Die Entscheidung, wann das tatsächlich notwendig ist, muss durch den Solo-Sekanten sehr sorgfältig abgewogen werden und unterliegt einem Lernprozess. Denn einerseits werden sowohl Arzt als auch Präparator in ihrem Tun unterbrochen, müssen also wiederum Zeit entbehren. Andererseits muss der Arzt von

---

[35] Vgl. z.B. Offermanns, M. Bergmann K.O. Neuordnung von Aufgaben des Ärztlichen Dienstes. Bericht des Deutschen Krankenhausinstituts (DKI), Düsseldorf 2008, S.54. https://www.dki.de/service/publikationen. 08.12.2017

schwerwiegenden Angelegenheiten selbstverständlich Kenntnis bekommen, wenn sie die Umstände (z.B. Todesart) oder die Grundrichtung eines Sektionsfalls (z.B. Behandlungsfehlerverdacht, nicht bekannte Infektionskrankheit o.ä.) betreffen. Es gilt also zu unterscheiden, wann der Arzt zweifellos hinzugezogen werden muss und wann nicht. Wenn er wegen jeder Bagatelle herbeigerufen wird, dann kann der Arzt die Obduktion auch gleich selbst durchführen.

2. Die Abstimmung und Kommunikation zwischen den Akteuren funktioniert lückenlos. Es gibt eine fachliche und organisatorische Vorbesprechung, eine Fallübergabe der fertig präparierten Organe und ein Sektionsprotokoll, in welchem der Präparator die vorgefundenen Organveränderungen beschreibt, nicht diagnostiziert. Informationsverluste sollten möglichst vermieden bzw. minimiert werden.

Falls es die Zeit zulässt, sollte der Arzt die fertig präparierten Organe unbedingt eigenhändig inspizieren, sich durch den Präparator unbeeinflusst selbst ein Urteil bilden und Diagnosen stellen. Die Erfahrung zeigt, dass, bedingt durch die ungleiche Herangehensweise an die Obduktion, der Arzt einen anderen Blick auf die Organe hat, sich und dem Präparator andere Fragen stellt, als dieser sich selbst. Dabei werden nicht selten etwaige Nachlässigkeiten bei der Präparation offenbar, fehlende Informationen durch gezielte Rückfragen ergänzt und dem Arzt auf diese Weise eine eigenständige, ungefilterte Erarbeitung des Sektionsfalls ermöglicht. Diesem Vorgehen entsprechend sollte der Präparator, auch wenn es schwer fällt, im Sektionsprotokoll wie von jeher gefordert bloß beschreiben und nicht diagnostizieren.[36]

Ein wenig beachtetes Problem ist, wann und durch wen die Proben für die histologische Untersuchung entnommen werden sollen. Einerseits gilt die technische Regel, dass diese Gewebeproben möglichst sofort während der Präparation entnommen werden sollen, damit das Gewebe ohne weitere Verzögerung (Autolyse oder Fäulnis) formalinfixiert wird, um später unter dem Mikroskop optimal beurteilt werden zu können. Außerdem wird durch diese Regel vermieden, dass die Entnahme einer Probe aus einem relevanten Präparationsbefund im Nachhinein schlicht vergessen wird. Folglich würde diese Aufgabe dem Solo-Sekanten zukommen. Andererseits berührt die Auswahl der Histologie gleich zwei wichtige Schnittstellen:

---

[36] Vgl. z.B. Busse, O. Das Obduktionsprotokoll. Vierte, verbesserte Auflage, Verlagsbuchhandlung von Richard Schoetz, Berlin 1911

1. Zwischen Arzt und Leichnam. Wenn der ärztliche Obduzent durch den Solosekanten von der Arbeit im Seziersaal befreit wird, dann wird er gleichermaßen einer unmittelbaren Informationsquelle beraubt. Um den Obduktionsfall abzuschließen, kann er sich nicht mehr auf die selbst ausgeführte Organpräparation, sondern nur noch auf die klinische Dokumentation, die Fallübergabe durch den Solo-Sekanten und ggf. die Organdemonstration mit dem Kliniker stützen. Die eigenhändige Entnahme der Histologieproben zwingt ihn selbst zum unmittelbaren, ungefilterten Kontakt mit den Organen und Befunden, zum Inspizieren der „Schlüsselstellen" der Obduktion. Er übernimmt dadurch persönlich die Verantwortung für die nachfolgenden Untersuchungen der „richtigen" Proben am Mikroskop.

2. Zwischen ärztlicher Diagnostik und nichtärztlicher Assistenztätigkeit. Die makroskopische wie auch die histologische Diagnosestellung sind unabhängig vom Grad der Arbeitsteilung ausschließliche Domänen des Arztes. Der Präparator bleibt auch als Solosekant stets in der Rolle des Assistenten und hat normalerweise mit Histologie gar nichts zu tun. Da eine korrekte Entnahme der Histologieproben Voraussetzung für eine „erfolgreiche" histologische Diagnoseerstellung ist, würde folgerichtig dem Arzt diese Aufgabe obliegen.

Gelegentlich wird unterschieden zwischen der Entnahme von routinemäßig bei jeder Obduktion zu asservierenden Gewebeproben (durch den Solosekanten) und individuell je Obduktion auszuwählenden Lokalisationen (durch den ärztlichen Obduzenten). Welche Vorgehensweise die besten Ergebnisse bringt, entscheidet sich im Einzelfall abhängig vom Erfahrungs- und Ausbildungsstand der beteiligten Akteure.

7. Zusammenfassung, Konsequenzen, Ausblick

Gegenstand der Betrachtung war die Solo-Sektion als Extremfall der klinischen Obduktion, verbunden mit der These, dass sowohl die Sektionsprozedur selbst als auch ihr Ergebnis modifiziert werden in Abhängigkeit von der Zeitdauer, der Art und Weise (Intensität) sowie der Perspektive, mit der die beteiligten Akteure sich ihr jeweils widmen. Diese These wird durch das bisher Dargelegte bestätigt. Die angeführten Besonderheiten einer Solo-Sektion verändern zumindest mittelfristig die Abläufe, verglichen mit der klassischen Arbeitsteilung. Ebenso beeinflussen der permanente Zeitdruck, die Folgen des Alleinarbeitens und die individuelle fachliche Herangehensweise eines Präparators an die Obduktion deren Verlauf und Ergebnis. Denn während die klassische Sektionsprozedur geprägt wird durch a) das Primat der ärztlichen Sichtweise infolge der Arzt-Präparator-Hirarchie, b) den permanenten fachlichen Austausch zwischen den Akteuren und c) mehr verfügbare Zeit für jeden einzelnen Arbeitsschritt, so trifft für die Solo-Sektion eines Präparators jeweils das genaue Gegenteil zu. Dass diese Tatsachen bei einer hochkomplexen Prozedur wie der klinischen Obduktion deren Ergebnis beeinflussen müssen, kann nicht ernsthaft bestritten werden.

Ob das klassische Obduktionssetting oder die Solo-Sektion die fachlich besseren Ergebnisse erbringt, müsste konkret untersucht werden. Fest steht jedoch schon jetzt, dass Arzt und Präparator gleichermaßen davon profitieren, sich (gelegentlich auch ganz praktisch) in die Rolle des jeweils anderen hineinzuversetzen. Der Arzt wird erkennen, wie technisch und physisch anspruchsvoll die fachgerechte Organentnahme ist. Seine gelingende Organpräparation und Befunderhebung basiert auf einer fehlerfreien Exenteration. Der Präparator wird besser begreifen, wie schwierig es sein kann, eine an entscheidender Stelle misslungene Organentnahme noch zu kompensieren, geschweige denn anderen zu demonstrieren. Dadurch sollte ihm der Stellenwert seiner Arbeit stärker bewusst und er zu größerer Sorgfalt motiviert werden. Nicht zuletzt kann es in bestimmten Situationen von Nutzen sein, wenn ein Akteur bei Bedarf die Aufgaben des anderen übernehmen kann.

Es wurde aufgezeigt, dass die Solo-Sektion für den ausführenden Präparator mit nicht unerheblichen zusätzlichen Belastungen verbunden ist. Insbesondere der ihr immanente Zeitdruck, zusätzlich verstärkt durch allfällige Unterbrechungen, spricht dagegen, die Solosektion als mögliche Dauerlösung in Betracht zu ziehen; er schadet der Prozess- und Ergebnisqualität. Unter dem Belastungsaspekt kann eine Solo-Sektion langfristig dazu geeignet sein, einen Präparator mit hohem arbeits- und berufsethischem Anspruch körperlich und geistig bis zur Erschöpfung zu fordern. Als weitere Opfer des ständigen Zeitdrucks wurden vermeintlich verzichtbare Komponenten der klinischen Obduktion wie Zusatzuntersuchungen (Mikrobiologie, Zytologie, Schnellschnitt etc.), Fotografie oder die abschließende Organdemonstration ausgemacht. Ein letzter Nachteil der Solo-Sektion wurde schließlich in der Gefahr der Selbstüberschätzung gesehen, der mit Reflexion und regelmäßigem fachlichem Austausch begegnet werden muss. Demgegenüber stehen die handfesten Vorteile, die eine dauerhaft etablierte Solo-Sektion bietet: gleichbleibende Qualität, Wirtschaftlichkeit, Weiterentwicklung und rasche Anpassung an sich ändernde Anforderungen.

Werden nun Vor- und Nachteile gegeneinander abgewogen, dann kann die Solo-Sektion als **Notbehelf** befürwortet werden. Auch wenn die ärztliche Arbeitsbelastung in einem Institut für Pathologie (vorübergehend) zu hoch ist und/oder individuelle Interessen ihr entgegenstehen, so sollte im Geist der Bewahrung der klinischen Obduktion doch ausnahmslos jede durch die Klinik in Auftrag gegebene

Sektion durchgeführt werden. Die Fachrichtung Pathologie als strukturelle Trägerin der klinischen Obduktion und die Präparatoren als Gralshüter der Sektionskunst müssen gemeinsam Mittel und Wege finden, die Sektion als kritische Begleiterin und Reflexionsfläche der medizinischen Behandlungsrealität zu erhalten. Ansonsten werden sich die Appelle einsamer Obduktions-Mahner in der BDP[37]-Wüste nur als Sonntagsreden erweisen.

Falls die Solo-Sektion darüber hinaus als **Dauerlösung** etabliert werden soll, wäre es auf jeden Fall erforderlich, einer Überlastung des Präparators vorzubeugen. Er sollte an Solo-Sektionstagen von anderen Aufgaben außerhalb des Seziersaals entlastet werden, allein schon um die eingebaute Überstundengarantie abzumildern und die unterbrechungsbedingten Nachteile auszuschließen. Zusätzlich sollte die Prozedur entsprechend den örtlichen Gegebenheiten möglichst so gestaltet werden, dass die Gesamtbelastung für den Solo-Sekanten dauerhaft tragbar bleibt. Ist es beispielsweise denkbar, die Solo-Sektion zu einer Zwei-Präparatoren-Sektion umzugestalten? Dabei würden fast alle Nachteile verringert oder ganz entfallen, die meisten Vorteile blieben erhalten. Zudem wäre ein solches Verfahren ideal geeignet, die Kunst des Obduzierens zu bewahren, zu modernisieren und weiterzugeben.

Ist das Modell Solo-Sektion **zukunftsfähig**? Diese Frage lässt sich nicht einfach mit ja oder nein beantworten, weil sie lediglich einen einzelnen Aspekt eines sehr viel größeren Problems berührt. Die übergeordnete, entscheidende Frage lautet: Ist die klinische Obduktion als solche zukunftsfähig? Die Vielzahl an gesellschaftlichen, gesundheitspolitischen, medizinischen und sonstigen Einflussfaktoren verhindert eine Auseinandersetzung an dieser Stelle. Aus dem professionellen Selbstverständnis eines Präparators in der Pathologie heraus wird die Grundfrage vom Autor optimistisch bejaht. Daraus ergäben sich wiederum Fragen zur Solo-Sektion: Spielt sie in der klinischen Obduktion der Zukunft eine Rolle? Könnte sie vielleicht schon heute Einfluss nehmen auf die potentielle Zukunftsfähigkeit der klinischen Obduktion? Oder besteht die Lösung eher darin, altbewährte Methoden und Abläufe in neue Strukturen (z.B. spezialisierte regionale Autopsiezentren) einzubetten? Es gibt ärztlicherseits den Vorschlag, eine spezielle Fachrichtung für Autopsie-Pathologie zu etablieren, vergleichbar dem Facharzt für Neuropathologie.[38] Eine solche Entwicklung würde wiederum die Position des Arztes im Seziersaal stärker betonen, setzte aber eine gewisse Mindestanzahl an Obduktionen voraus. Wäre ein Facharzt für

---

[37] BDP - Bundesverband Deutscher Pathologen

[38] Vgl. z.B. van den Tweel, J.G. Autopsy pathology should become a recognised subspecialty Virchows Arch (2008) 452: 585. https://doi.org/10.1007/s00428-008-0595-8. (01.12.2017)

Autopsie-Pathologie nicht geradezu prädestiniert für die einstmals prestigeträchtige Position eines Prosektors an einem Autopsiezentrum, verantwortlich für mehrere simultane (Solo-?)Sektionen?

Die denkbaren Varianten sind vielfältig. Wie auch immer die Obduktion der Zukunft dereinst aussehen wird, sie kann fachgerecht nur von Experten ausgeführt werden, die ihr Metier verstehen - ob im Team oder als Solist. Präparatoren jedenfalls, die sich den extremen Anforderungen der Solo-Sektion längere Zeit gewachsen zeigen, sind für die Zukunft bestens gerüstet.

8. Danksagung

Für die kritische Durchsicht des Manuskripts danke ich Frau N. Widulin sehr herzlich. Frau Ukrow sei in ihrer Eigenschaft als langjährig-erfahrene Prosektorin ausdrücklich für ihre stets positiv-zugewandte, hilfreiche und akribische Durchsicht der fertig präparierten Organe gedankt. In der kollegialen Zusammenarbeit mit den Assistenzärzten der Pathologie am Unfallkrankenhaus Berlin und am Sana-Klinikum Berlin-Lichtenberg konnte ich viele Erfahrungen zum behandelten Thema sammeln, wofür ich mich bei allen Beteiligten nicht genug bedanken kann.

Literaturverzeichnis

- Albrecht, E. Sektionsordnung. Frankf. Zeitschr. f. Path. 3 (1909) zit. in Rössle, R. Technik der Obduktion mit Einschluß der Maßmethoden an Leichenorganen. In: Abderhalden, E. (Hrsg.) Handbuch der biologischen Arbeitsmethoden, Abt. VIII: Methoden der experimentellen morphologischen Forschung Teil 1 (Zweite Hälfte), Verlag Urban & Schwarzenberg Berlin Wien 1935

- Bankl, H. Arbeitsbuch Pathologie. Einführung in die Pathologie - Pathologisch-anatomisches Praktikum. Facultas Universitätsverlag Wien 1998

- Bundesärztekammer (Hrsg.) (Muster-)Logbuch über die Facharztweiterbildung Pathologie. Berlin 2011 http://www.bundesaerztekammer.de/downloads/MLogbuch-23-2-FA-Pathologie.pdf. 02.01.2018

- Bundesärztekammer (Hrsg.) Abbildungen und Tabellen zur Ärztestatistik der Bundesärztekammer zum 31.12.2015. Berlin 2016. http://www.bundesaerztekammer.de/fileadmin/user_upload/downloads/pdf-Ordner/Statistik2015/Stat15AbbTab.pdf. 02.01.2018

- Bundesärztekammer (Hrsg.) Stellungnahme Autopsie -Langfassung-, 2005 www.bundesaerztekammer.de/fileadmin/user_upload/downloads/AutLang.pdf. 02.01.2018

- Busse, O. Das Obduktionsprotokoll. Vierte, verbesserte Auflage, Verlagsbuchhandlung von Richard Schoetz, Berlin 1911

- Chiari, H. Pathologisch-anatomische Sektionstechnik. Zweite, verbesserte Auflage, Fischers Medicin. Buchhandlung H. Kornfeld, Berlin 1907

- Fleisch, E. Das Netzwerkunternehmen. Springer-Verlag, 2001

- Gesetz zur Regelung des Sektionswesens (Sektionsgesetz) vom 18.06.1996 (GVBl. S. 237), neugefasst durch Gesetz vom 24. 7. 2001 (GVBl. S. 302), zuletzt geändert durch Gesetz vom 15.10.2001 (GVBl. 540). http://gesetze.berlin.de/jportal/portal/t/10r9/page/bsbeprod.psml?pid=Dokumentanzeige&showdoccase=1&js_peid =Trefferliste&documentnumber=1&numberofresults=17&fromdoctodoc=yes&doc.id=jlr-SRegGBErahmen&doc.part=X&doc.price=0.0&doc.hl=1#focuspoint. 02.01.2018

- Hamperl, H. Leichenöffnung, Befund und Diagnose. Eine Einführung in den pathologisch-anatomischen Seziersaal und Demonstrationskurs. Springer-Verlag Berlin, Heidelberg, New York, 4. Auflage 1972

- Heller, A. Über die Notwendigkeit, die meist übliche Sektionstechnik zu ändern. In: Schmorl, G. (Hrsg.) Verhandlungen der Deutschen Pathologischen Gesellschaft. Sechste Tagung; gehalten in Kassel vom 21.- 25. September 1903, Jena, Verlag von Gustav Fischer 1904. https://archive.org/stream/verhandlungende00gesegoog/verhandlungende00gesegoog_djvu.txt. 02.01.2018

- Jütte, R. et al. Lässt sich der Trend sinkender Sektionsraten umkehren? Deutsches Ärzteblatt (113), Heft 46, 18. November 2016

- N.N., Lotsen der Therapie. Der Spiegel, Hamburg 1997, S. 208-212. http://www.spiegel.de/spiegel/print/d-8811977.html 02.01.2018

- Offermanns, M. Bergmann K.O. Neuordnung von Aufgaben des Ärztlichen Dienstes. Bericht des Deutschen Krankenhausinstituts (DKI), Düsseldorf 2008 https://www.dki.de/service/publikationen. 02.01.2018

- Petros, K., Wittekind, C. Die Obduktion – ein Verfahren der Medizingeschichte? Med Klin Intensivmed Notfmed 109 (2014)

- Reichelt, A. The Final Audit. In: Abolz, H.-H. (Hrsg.) Argument Berlin, Sonderband, Band 14 von Jahrbuch für Kritische Medizin. Argument-Verlag GmbH 1989

- Rössle, R. Sektionstechnik. Springer-Verlag Berlin, 5. Auflage 1943

- Stangl, W. (2017). Stichwort: 'Flow'. Online Lexikon für Psychologie und Pädagogik. http://lexikon.stangl.eu/303/flow/. 02.01.2018

- Statistisches Bundesamt (Hrsg.): Eckdaten der Krankenhauspatientinnen und –patienten. https://www.destatis.de/DE/ZahlenFakten/GesellschaftStaat/Gesundheit/Krankenhaeuser/Tabellen/EntlassenePatie ntenEckdaten. 02.01.2018

- Sulik, J. Das Herz als Schlüsselorgan der klinischen Obduktion. Sektionstechniken im Wandel der Zeit, 2014, München, GRIN Verlag, S.12-14 http://www.grin.com/de/e-book/335393/das-herz-als-schluesselorgan-der-klinischen-obduktion-sektionstechniken. 02.01.2018

- Sulik, J. Der Pathologists´ Assistant als Obduzent. Mögliches Vorbild für die Übertragung ärztlicher Aufgaben an Medizinalfachberufe in Deutschland. Hausarbeit DIPLOMA Hochschule Nordhessen, Berlin, 2014. http://www.grin.com/de/e-book/268861/der-pathologists-assistant-als-obduzent-moegliches-vorbild-fuer-die-uebertragung.

- Sulik, J. Postmortale Klugschwätzerei oder final audit. Wem nützen Obduktionen im Krankenhaus? München, GRIN Verlag, 2016. http://www.grin.com/de/e-book/350850/postmortale-klugschwaetzerei-oder-final-audit-wem-nuetzen-obduktionen. 02.01.2018

- van den Tweel, J.G. Autopsy pathology should become a recognised subspecialty. Virchows Arch (2008) 452: 585. https://doi.org/10.1007/s00428-008-0595-8. 02.01.2018

BEI GRIN MACHT SICH IHR WISSEN BEZAHLT

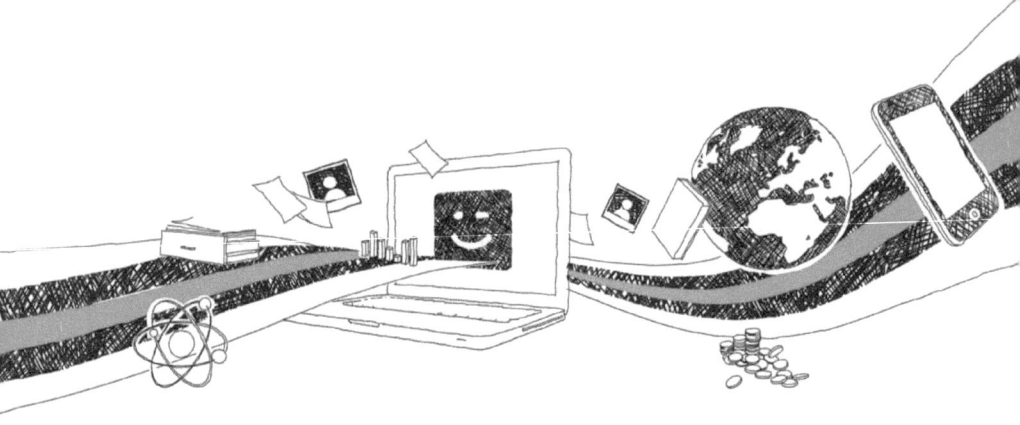

- Wir veröffentlichen Ihre Hausarbeit,
  Bachelor- und Masterarbeit

- Ihr eigenes eBook und Buch -
  weltweit in allen wichtigen Shops

- Verdienen Sie an jedem Verkauf

Jetzt bei www.GRIN.com hochladen
und kostenlos publizieren

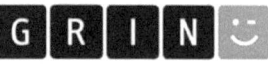